GUIDE PRATIQUE

DE

L'ÉLECTRO-HOMÉOPATHIE

MARSEILLE

IMPRIMERIE COMMERCIALE L. SAUVION

11, Rue de la Paix, 11

1883

Marseille, Mai 1883.

ℳ

J'ai l'honneur de vous adresser un petit traité de pratique médicale électro-homéopathique basé sur l'expérience que j'ai acquise par l'application, pendant plus de cinq années, de ce système curatif qui apporte non seulement quelques soulagements momentanés aux souffrances, mais TOUJOURS la guérison complète et définitive des maladies, après avoir détruit la cause qui les avait provoquées.

Mon but, en publiant ce modeste ouvrage, est de faire quelque peu de bien à l'humanité, et de faire aussi profiter les pauvres de mon dispensaire de l'obole que le lecteur voudra bien offrir, en s'associant ainsi à cette bonne œuvre.

Veuillez donc l'agréer avec le sentiment qui l'a dictée, auquel vous voudrez sans doute bien répondre par votre générosité.

Recevez M   , l'assurance de mes sentiments respectueux et dévoués.

Emile POUGHEOL.

Place Centrale, 2

GUIDE PRATIQUE

DE

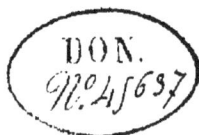

L'ÉLECTRO-HOMÉOPATHIE

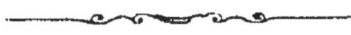

MARSEILLE

IMPRIMERIE COMMERCIALE L. SAUVION

11, Rue de la Paix, 11

1883

A MONSIEUR LE COMTE CÉSAR MATTEI

BOLOGNE.

*Empêché jusqu'à ce jour par des circonstances indé-
pendantes de ma volonté de mettre à profit l'autorisa-
tion que vous m'avez gracieusement accordée de publier,
selon mes modestes connaissances, la doctrine bienfai-
sante dont vous êtes l'Illustre auteur et par laquelle
vous avez apporté tant de soulagements à l'humanité
souffrante, je suis heureux aujourd'hui de pouvoir
enfin, comme faible témoignage de ma part de recon-
naissance envers l'un des philanthropes les plus distin-
gués de notre époque, contribuer à répandre, au mieux
de mes ressources, la connaissance d'un système médical si simple et si facile à saisir, et qui, par là-
même, dénote le génie qui, par un travail opiniâtre et
au dessus de tout éloge, est parvenu à sonder un des
secrets que la nature semblait tenir pour jamais caché
à l'homme, c'est-à-dire, à découvrir un agent sûr et
certain contre toutes les maladies qui nous affligent.*

C'est aussi avec la plus grande joie que je consacre

les jours qu'il plaira à Dieu de me faire passer encore ici bas, à atténuer les maux de ceux qui souffrent par la pratique de l'électro-homéopathie, comme c'est une belle récompense d'entendre les nombreux témoignages de satisfaction de ce mode médical et qui attestent toujours plus, Monsieur le Comte, des progrès considérables que vous avez fait faire à la science, et de l'avenir réservé à votre doctrine, la seule qui soit conforme aux faits réels sur lesquels elle repose.

Et maintenant si le petit traité qui va suivre peut faire connaître à quelques-uns de ceux qui les ignorent encore les principes d'une méthode médicale d'un succès certain et dont chacun peut faire l'application, mon but sera atteint, car ce sera faire grandir le nombre déjà considérable de ceux qui bénissent votre nom vénéré, et auxquels je me joins pour vous exprimer, Monsieur le Comte, les sentiments de mon éternelle gratitude.

Marseille, Mai 1883.

Emile POUGHEOL,

Place Centrale, 2.

GUIDE PRATIQUE

DE

L'ÉLECTRO-HOMÉOPATHIE

CHAPITRE PREMIER

Principe du système Électro-Homéopathique

Parmi les bienfaiteurs de l'humanité, l'un des plus remarquables de notre siècle est sans contredit M. le comte Mattei, de Bologne, auteur de la *Méthode médicale Electro-Homéopathique.*

M. le comte Mattei ne s'arrête pas, dans sa méthode, aux maladies seules et à leurs symptômes, car ces maladies et ces symptômes ne sont que des *effets* dont il faut rechercher *les causes ;* c'est précisément cette cause morbide seule qu'il recherche par le diagnostic, et c'est cette cause seule qu'il attaque par sa médicamentation. De là cette conséquence que l'observateur recherche seulement dans la constitution la cause qui l'a altérée, ce qui procure ce grand avantage que son attention se fixe sur un seul objet et ne risque pas de s'égarer dans l'observation des symptômes, souvent nombreux et trompeurs.

Écoutons ce que dit à ce sujet l'introducteur en France de la doctrine que nous avons pour objet de vulgariser : « La conséquence en est tout d'a-
« bord, qu'on purifie des constitutions et que les
« maladies disparues par suite de cette purification
« ne peuvent plus revenir, ni sous une forme ni
« sous une autre. Elles sont réellement guéries,
« entièrement supprimées.

« Mais une autre conséquence, c'est qu'en étu-
« diant les maladies au point de vue des causes et
« comme indices d'une viciation constitutionnelle,
« on ne tarde pas à s'apercevoir qu'il existe entre
« elles des rapports étroits et constants. Il en est
« qui n'apparaissent jamais chez les sujets lympha-
« tiques, d'autres qui n'apparaissent jamais chez
« les sujets sanguins Il en est chez les sanguins qui
« s'échangent entre elles, de sorte que lorsque l'une
« disparaît, l'autre se montre aussitôt, et lorsque
« cette dernière se retire, aussitôt l'autre revient.
« Mêmes échanges entre certaines affections pro-
« pres aux lymphatiques.

« La transmission héréditaire de son côté a aussi
« ses lois, qui se dégagent lentement mais qui sont
« parfaitement fixes. Par la génération, les virus
« latents dans les constitutions subissent une sorte
« de dilution homéopathique qui les aggrave en
« les poussant à des manifestations nouvelles chez
« les enfants. Par la génération encore, ces virus
« (ceux de la mère et ceux du père) se combinent
« dans l'enfant, quelquefois en se cumulant et se
« renforçant, dans d'autres cas en s'affaiblissant ou

« se neutralisant. La loi de ces transformations est
« encore bien difficile à saisir, mais on sent déjà
« qu'elle existe, on la constate, on la devine même
« facilement dans une foule de cas. Comprend-on
« l'immense intérêt d'une étude si nouvelle ? Et
« que sera-ce quand des hommes spéciaux, des
« savants, des docteurs voudront la reprendre de
« nos faibles mains laïques et la pousser jusqu'à
« ses dernières limites ? Nul doute pour nous qu'on
« arrive, tantôt éclairé par les effets des spécifiques
« Mattei, tantôt dirigé par les simples analogies, à
« déterminer la filiation complète des maladies et,
« par suite, à les prévoir et probablement les
« prévenir.

« Prévenir toutes les maladies ! Quel résultat si
« jamais il était possible !»

Cela suffit pour démontrer l'avenir réservé à la
doctrine dont nous allons donner un modeste traité ;
cette doctrine ayant pour base essentielle la première et unique cause des maladies, c'est-à-dire
la rupture d'équilibre entre les éléments consti-
tutifs de notre organisme, car, comme nous le
verrons plus loin, tous nos organes sont composés
des mêmes principes d'éléments qui, selon que l'un
prédomine sur l'autre forment la constitution ou
le tempérament de l'individu.

L'objet de ce travail est donc un aperçu som-
maire de la constitution élémentaire de l'organisme, des divers tempéraments, de leurs altérations morbides, et enfin et surtout des moyens de
détruire ces altérations par le système sûr et infail-
lible du Comte Mattei, c'est-à-dire de ramener la
santé.

CHAPITRE II

Avantages du système Électro-Homéopathique

La médecine allopathique se borne à des *mesures palliatives*, à refouler le mal, en arrêter les effets ou en retarder les développements, mais elle *ne détruit pas la cause du mal*, car elle reconnaît franchement l'ignorer. Ouvrez un ouvrage de médecine et vous serez surpris du grand nombre de maladies déclarées incurables, et qui sont précisément les plus redoutables. Elle a bien à son aide la chirurgie, qui fait des opérations vraiment merveilleuses. Mais la chirurgie enlève la partie malade, mais elle ne la guérit pas, ou a-t-elle retranché le mal seul, en laissant l'organe affecté, le mal revient, tôt ou tard.

D'où vient cette impuissance de la médecine ? Ce n'est pas la science ni l'adresse des médecins et des chirurgiens qui font défaut, ce sont les vrais remèdes, c'est la matière médicale qui est insuffisante. Aussi, par suite de cette insuffisance, l'allopathie est-elle obligée bien souvent, si ce n'est dans le plus grand nombre des cas, de se borner à des mesures simplement palliatives, comme nous venons de le dire, ne pouvant combattre effectivement les maladies et les détruire dans leurs causes qu'elle ignore. Et c'est quand le mal est devenu incurable qu'elle a recours aux opérations chirurgicales, souvent plus douloureuses et même plus dangereuses que le mal. Pour ne citer qu'un exemple entr'autres, elle ne guérit pas l'hydropisie dans ses commencements, elle attend qu'elle soit assez développée pour opérer la ponction et l'hydropisie se retrouve pire que jamais.

C'est en se fondant sur cette impuissance de la médecine allopathique que l'homéopathie est arrivée avec une médicamentation plus efficace et un système tout nouveau de son emploi pour la guérison.

Son auteur Hahnemann parvint donc à découvrir l'action curative des semblables employés en quantités infiniment petites. Cependant l'homéopathie s'est trompée, malgré ses succès, en s'attachant uniquement à attaquer les symptômes des maladies. Car il peut arriver que dans deux épidémies de la même nature, les symptômes de la seconde ne soient plus ceux de la première, et alors les remèdes qui avaient guéri la première ne peuvent évidemment pas guérir la seconde. Dans ces circonstances, y aura-t-il eu vraiment guérison dans la première apparition de la maladie, ou aura-t-elle été seulement repoussée pour reparaître sous une nouvelle forme et être de nouveau repoussée, sans que le virus qui affecte la constitution ait été réellement détruit?

L'illustre Comte Mattei a voulu enlever ce doute en sacrifiant les dernières années de sa vie à rechercher dans la vertu des plantes les moyens de détruire la cause de toutes les maladies. Voici ce qu'il dit dans un de ses ouvrages :

« Voici. selon moi, la raison de l'impuissance
« séculaire de tous les systèmes de médecine. Elle
« vient de ce qu'on s'est toujours obstiné à re-
« chercher des remèdes pour servir à une théorie
« établie d'avance, au lieu de commencer par
« expérimenter les matières médicales, sauf à faire

« la théorie après. Or c'est précisément ce que j'ai
« fait.

« Quand j'ai vu qu'un végétal guérissait les
« *dartres*, j'ai dit: Voici un *antitherpétique*. Quand
« j'ai vu que ce même remède guérissait la *goutte*,
« la *carie*, la *coxalgie*, j'ai dit : Ce remède est un
« *antiscrofuleux*. Quand, sous son action, j'ai vu
« guérir en même temps et dans le même individu
« le *staphylôme*, la *dartre*, la *goutte*, j'ai dit : C'est
« un remède qui agit sur la masse du sang. Quand
« j'ai vu cesser les douleurs lancinantes du squirrhe
« et que je l'ai vu se détacher, s'amoindrir et dis-
« paraître, quand j'ai vu avec surprise qu'une
« partie désorganisée se réorganisait, j'ai dit : Ces
« remèdes ont une action sur l'organisme.

« J'ai vu tout ce que je viens de dire : je l'ai vu
« pendant dix-sept années. Et c'est là un fait vrai.....
« Mais qu'est-ce donc que ce végétal ? Serait-il
« la panacée universelle ? Dans mon inexpérience,
» je l'ai presque cru d'abord. J'ai été un moment
« sur le point d'admettre la théorie des cancroïdes,
« qui pendant un temps ont été considérés comme
« la cause de toutes les maladies.

« Mais le temps et l'expérience m'ont démontré
« que l'antiscrofuleux ne produisait pas toujours,
« ni dans tous les cas les mêmes bons effets ; et
« cela a mis pour moi hors de doute le fait que le
« sang n'est pas altéré par un seul principe et
« qu'il ne peut pas davantage être guéri par un
« seul agent.

« Un second remède que je croyais être aussi un
« antiscrofuleux, me donna d'excellents résultats
« dans toutes les maladies du sang proprement dit,

« c'est-à-dire dans toutes les affections des veines
« et des artères.

« Une ophtalmie, par exemple, rebelle au pre-
« mier antiscrofuleux, cédait aisément au remède
« que je croyais un second antiscrofuleux, lequel
« guérissait merveilleusement les veines et faisait
« disparaître les varices. Je voyais des vaisseaux
« sanguins affaiblis et amincis se reconstituer
« sous l'action de ce second antisocrofuleux, tandis
« que le premier ne produisait sur eux aucun effet.
« J'en ai conclu qu'au lieu d'être un antiscrofuleux
« mon second remède était un antiangioïtique, et
« que si mon premier antiscrofuleux guérissait les
« maladies lymphatiques, le second antiscrofuleux,
« que les faits me démontraient être antiangioïti-
« que, guérissait toutes les altérations dues à la
« viciation du sang proprement dit.

« Et comme j'ai pu vaincre par l'antiscrofuleux
« des milliers et des milliers de maladies lympha-
« tiques de toutes formes possibles, comme j'ai
« pu guérir de même avec l'antiangioïtique une
« multitude infinie d'altérations des vaisseaux san-
« guins, sous toutes les formes possibles, ce devint
« pour moi un axiome, — axiome fondé sur des
« faits toujours indentiques, observés journelle-
« ment pendant dix-sept années, — que l'anti-
« scrofuleux est le remède *certain de la lymphe*,
« comme l'antiangioïtique est le remède *certain*
« *dn sang*, et que *les causes de toutes nos maladies*
« *se réduisent* A DEUX SEULEMENT.

« De là une diagnose bien facile.

« Si le pouls, les carotides, le cœur et d'autres
« symptômes n'accusent pas une circulation dé-

« fectueuse du sang, c'est la lymphe qui est seule
« cause de la maladie.

« A Rome, à l'hôpital de Sainte-Thérèse, où en
« deux mois ont été inscrits et guéris des milliers
« de malades, comment aurais-je pu, à moi seul, en
« faire la diagnose, avec quelques aides subalter-
« nes ? Et cependant je ne me suis trompé que bien
« rarement, ainsi que peuvent l'attester des hom-
« mes de toutes conditions, à commencer par des
« ambassadeurs et jusqu'à de simples ouvriers.
« Là, en présence du public, ont été accomplies
« entre autres des guérisons instantanées qui te-
« naient du prodige, comme celle, par exemple,
« d'un nommé Zeppi, qui venu aveugle par
« suite d'amaurose, s'en retourna chez lui lisant
« un livre.

« Le docteur Lutzé, l'une des sommités médi-
« cales de l'Allemagne, publia le fait à Leipsick.

« Et comme on ignorait alors les détails que je
« viens de donner, ce fut un étonnement, une stu-
« peur, un mystère inexplicable, tandis qu'il ne
« s'agissait que de la chose du monde la plus sim-
« ple. Il ne s'agissait que de quelques herbes, dont
« les unes avaient la propriété de guérir la lymphe
« et les autres le sang ; herbes qu'il avait plu à
« Dieu de me faire rencontrer, alors que j'étais
« déjà parvenu à la vieillesse et quoique que je
« n'eusse pas fait de la médecine ma vocation.

« Si donc deux remèdes, deux seuls détruisent
« les principes de toutes nos maladies, et si toutes
« nos maladies n'ont que deux causes, savoir : la
« lymphe et le sang, quel est l'homme, tant borné
« soit-il, qui ne pourra pas se guérir lui-même ?...
« Qui ne pourra distinguer une éruption à la peau

« d'une palpitation désordonnée du cœur? Qui
« confondra une varice avec une dartre? Et en
« supposant même qu'on ne sache pas discerner ce
« que tout le monde discerne et qu'on se trompe
« de remède, il n'en peut résulter aucun incon-
« vénient, sinon que la guérison contenue dans le
« remède véritable ne se montrera pas. On en sera
« averti par cela même et on en sera quitte pour
« prendre l'autre spécifique. Car, on ne saurait
« trop le répéter, toutes nos maladies n'ont leur
« siége que dans la lymphe ou dans le sang, dans
« les vaisseaux blancs ou dans les vaisseaux rou-
« ges. Toute la médecine est là.

« Je dis qu'elle est là toute entière, parce qu'au-
« cun homme dans son bon sens ne se laissera
« venir un cancer, quand il peut si facilement en
« détruire le principe en guérissant la glande.
« Personne ne se laissera clouer dans son lit par
« la goutte, la sciatique ou la céphalalgie, quand
« avec l'un des deux remèdes il peut si facilement
« les vaincre dès leurs premiers symptômes.

« Et qui se laissera trousser par le choléra ;
« quand un grain d'antiscrofuleux suffit pour en
« balayer le principe comme par enchantement ?
« *principiis obsta, sero medicina paratur.* Ceci
« tout le monde le sait et le comprend.

« C'est avec une théorie aussi simple, avec des
« moyens curatifs aussi élémentaires que tout
« homme peut se guérir, et cette médecine est
« certainement la médecine de l'avenir.

. . . .

« La même lumière qui a fait trouver l'anti-
« scrofoloso et l'Antiangioitico, a mis sur la trace

« d'autres remèdes pour vaincre les maladies déja
« développées pourvu, bien entendu, qu'elles
« n'aient pas encore tué le malade, auquel cas ce
« ne serait plus un remède qu'il faudrait, mais
« bien un miracle. »

Ainsi donc deux principes élémentaires constituent tout l'être humain : la lymphe, liquide blanc
circulant dans les vaisseaux blancs, et le sang,
liquide rouge qui circule dans les vaisseaux rou-
ges, et tous nos organes, chairs, nerfs, viscères, os,
etc., ne sont que lymphe et sang.

Et c'est ou dans la lymphe ou dans le sang que
toutes les maladies ont leur siége ; c'est la viciation
de l'un ou de l'autre ou des deux qui en est la
cause.

Or, le savant inventeur des spécifiques qui por-
tent son nom est parvenu à se procurer, après une
vingtaine d'années de recherches, un agent pouvant neutraliser et détruire les viciations de l'organisme, en exerçant son action en sens inverse de
celle qui les a causées.

Les cas de guérison innombrables obtenus par
le système électro homéopathique du Comte Mattei
rendent tous les jours un témoignage irréfutable
des bienfaits de la médicamentation appliquée
selon les principes que nous venons de décrire et
de son efficacité indiscutable.

Il peut paraître au premier abord exorbitant de
prétendre que les essais faits dans des conditions
convenables, c'est-à-dire sur des sujets dont la
maladie n'est pas encore arrivée à sa dernière
période, car alors l'une des parties essentielles de
l'organisme étant détruite, ce ne serait plus une
guérison mais un miracle seul qui pourrait rendre

la santé, il peut paraître exorbitant, disons-nous, de prétendre que ces essais convaincront tous ceux qui les tenteront ; aussi à ceux qui doutent encore, nous n'avons que deux mots à leur dire : essayez et voyez.

Ajoutons encore, pour terminer cette partie préliminaire de notre travail, qu'il ne faut pas s'arrêter à une guérison apparente et soutenir ensuite, si le mal revient, que le système ici développé n'est pas plus efficace que ceux employés avant lui. Non, car dit un auteur : « Les traitements pour « être définitifs et pour mettre le malade à l'abri « des rechutes, doivent dépasser la guérison apparente, même complète d'un temps qui varie « selon la gravité du mal et selon la durée du « traitement qu'il a exigé.

« Il faut, pour le comprendre, se pénétrer de la « pensée que toute maladie est semblable à une « plante, dont les racines plongent dans le terrain « constitutionnel qui les nourrit et dont la tige, « les branches, les feuilles, etc., ne sont que les « divers symptômes visibles ou sensibles dont « souffre le malade.

« Cela étant, quiconque veut détruire cette « plante ne doit pas se contenter d'en supprimer « toute la partie visible. Celui qui croirait ainsi la « tuer en coupant la tige à ras le sol, ne ferait « guère que l'émonder et la fortifier, car la racine « pousserait de nouveau. Il faut, après avoir « anéanti la partie visible, travailler encore à « détruire la racine. Il faut qu'après avoir fait « disparaître le mal extérieur ou sensible, on songe « à détruire le vice constitutionnel caché qui avait « produit le mal. »

CHAPITRE III

Des effets de la médicamentation

Les remèdes employés par l'électro-homéopathie se renferment tous dans deux classes : Ceux appelés constitutionnels agissant sur la constitution elle-même, sans s'attacher spécialement à telle ou telle maladie ; ils sont au nombre de trois, et ceux appelés spéciaux, car ils s'appliquent plus spécialement à certaines maladies ; ils sont au nombre de quatre.

Chacun de ces sept remèdes, à l'exception de l'antivenereo, a un ou plusieurs homonymes qui produisent les mêmes effets, mais qui conviennent mieux à telle ou telle constitution.

Puis pour compléter cette matière médicale viennent cinq liquides dont l'emploi sur le passage des nerfs rend les remèdes internes plus efficaces et dont l'usage seul fait même disparaître certaines douleurs, pourvu qu'elles n'aient pas une cause trop profonde ou trop ancienne.

L'inventeur a extrait tous ses remèdes de plantes non vénéneuses, et il y a joint l'électricité végétale, extraite également de plantes non toxiques.

Cette électricité végétale (qui existe réellement malgré son apparence contraire aux données de la science sur le fluide électrique) se distingue de l'électricité ordinaire en ce que son action est plus douce et plus lente et s'allie mieux avec l'électricité animale. Elle est bien quelquefois presqu'instantanée, mais sans jamais causer de désordres

subits ou graves. Elle est également tantôt positive, tantôt négative, et suivant les végétaux qui
la procurent, elle a des propriétés très-variées.

Tout en entendant garder son secret, le Comte
Mattei annonce qu'il n'a admis le système homéopathique que dans son principe des semblables,
mais tandis que l'homéopathie ordinaire cherche
des agents pour ne modifier que les symptômes des
maladies, il a recherché, lui, ceux qui modifient
l'organisme et la constitution.

Pour cette cause, l'effet des agents électro-homéo-
pathiques est de détruire le principe générateur du
mal, qui, une fois guéri, ne laisse pas à redouter
les rechutes ou les transformations ; c'est bien une
guérison complète qui éteint la maladie, le virus
en étant tout-à-fait détruit, guérison absolue ,
puisqu'elle purifie la constitution.

Et la manière dont l'organisme, dans de nombreux cas, se débarrasse d'éléments qui lui sont
contraires, par la voie soit de transpirations abondantes, soit d'éruptions, etc.,etc.,rend cette purification évidente.

L'usage externe, en compresses, onctions, bains,
frictions, des médicaments du Comte Mattei produit le même effet que pris à l'intérieur, mais on
fait usage de doses beaucoup plus fortes. Voici du
reste ce que dit l'inventeur lui-même de ses remèdes et de leur application :

« Cette matière médicale est simple comme la
« vérité.

« La chair de l'homme est imprégnée de certains
« principes que les uns appellent herpétiques ,
« d'autres scrofuleux et que Hahnemann a appelés
« psoriques.

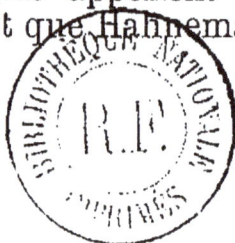

« Or il existe un remède *antiscrofuleux*.

« Cette viciation produit souvent l'altération des
« vaisseaux blancs et de la lymphe.

« Et il existe des remèdes *anticancéreux*.

« D'autre fois elle produit l'altération des vais-
« seaux sanguins et rend malades les veines et les
« artères.

« Et il existe un remède *antiangioïtique*.

« Avec ces trois spécifiques on combat victo-
« rieusement la presque totalité des maladies.

« D'autres remèdes font partie de cette matière.

« Le *Pettorale*, qui a une action élective sur les
« bronches.

« Le *Febrifugo*, qui guérit les fièvres intermi-
« tentes, les altérations du foie et de la rate.

« L'*Antivenereo* qui guérit la syphilis sous tou-
« tes ses formes.

« Le *Vermifugo*, qui tue tous les vers intesti-
« naux, depuis l'ascaride jusqu'au ténia et au tri-
« cocéphale.

« Il existe des liquides qui ont des propriétés
« électriques et qui secondent les traitements in-
« ternes.

« Tous ces remèdes *semblables* sont tirés de
« plantes non toxiques, ainsi que le prouvent l'a-
« nalyse et l'expérience.

« D'habitude un homme se guérit en prenant
« un grain par jour.

« Qu'on en donne à un chien cent, mille, tout un
« flacon et on n'observera aucun effet quelconque.

« Un homme peut prendre de même, sans effet,
« une quantité de grains, pourvu que le remède ne

« s'adresse pas à une maladie qu'il ait. Dans ce
« dernier cas, il en ressentira un effet désagréable
« mais nullement dangereux.

« Il découle de ce qui précède que plus une ma-
« ladie est violente et grave, plus la dose du remède
« devra être petite.

« Une fièvre intermitente, par exemple, se guérit
« avec un grain dans un verre d'eau.

« Une fièvre maligne, avec un grain dans six
« verres d'eau.

« Sauf le cas de convulsions, plus le remède
« est diminué, plus il faut le prendre souvent.

« Et tandis que pour l'intermitente il convient
« d'administrer le verre d'eau avec un grain en
« huit ou dix fois pendant un jour, pour la mali-
« gne, il vaut mieux donner le grain dilué dans
« six verres d'eau, par doses très petites et très
« rapprochées, une cuillerée à café toutes les cinq
« minutes si possible.

« On peut donner plusieurs remèdes en même
« temps, non pas mélangés, mais l'un pendant la
« matinée, l'autre pendant l'après-midi.

« Les tubercules du poumon se guérissent avec
« l'*Anticancéreux* et le *Pettorale*, l'un pendant
« la matinée, l'autre pendant l'après-midi. S'il y
« a crachement de sang, on ajoute un troisième
« remède, l'*Antiangioïtique*, et l'on consacre le
« tiers de la journée à chacun de ces remèdes.

« La règle pour administrer cette matière est
« simple comme la matière elle-même. On recher-
« che la cause de la maladie, quelle qu'en soit la
« forme, cause qui ne peut être, comme on l'a dit,
« que scrofuleuse, cancéreuse ou angioïtique ; et à
« cette cause on oppose son spécifique spécial.

« A une paralysie, par exemple, il faut opposer
« l'*Antiangioïtique*, si elle provient d'une difficulté
« de circulation ; si elle provient de psore ou de
« scrofule, c'est l'*Antiscrofoloso* qui est indiqué.

« Pour activer le traitement interne, on se sert
« des électricités, mais on choisit celles qui con-
« viennent à la cause de la maladie. Si la cause est
« dans la circulation, on appliquera l'*Electr. an-*
« *gioïtique.* On préfèrera la rouge et la jaune, si la
« cause est scrofuleuse.

« Les homéopathes désignent les remèdes et le
« traitement à opposer à chaque maladie, et disent :
« Pour l'hydropisie tel remède, pour les convul-
« sions tel autre remède. Ce mode ne convient guère
« à cette matière, parce que les convulsions peu-
« vent venir de plusieurs causes. Si elles sont oc-
« casionnées par les vers, elles ne pourront pas
« être guéries par le remède qui rectifie la circu-
« lation, et vice-versà. Une hydropisie ne peut pas
« être guérie par un seul remède, et le remède
« qui guérit l'ascite ne convient pas à l'hydropé-
« ricardite ou à l'ovarite. Mais, dans chacun de ces
« cas, il faut user du remède qui a une action
« élective sur le viscère devenu le siége de l'épan-
« chement.

« Il faut aussi noter que pris à l'extérieur les re-
« mèdes ont la même action qu'à l'intérieur.

« Une fisconie, par exemple, sera plus vite vain-
« cue si on ajoute au traitement interne un trai-
« tement externe, par des compresses sur la région
« du foie et de la rate, imbibées d'eau saturée de
« grains du même remède.

« Un vaisseau sanguin aminci, un anévrisme,
« par exemple, sera plus promptement réparé, si

« on fortifie le traitement interne par des com-
« presses sur le point que l'on suppose le plus
« compromis.

« Les grandes infirmités scrofuleuses ou syphi-
« litiques qui ne veulent pas céder à leur remède
« spécial se traitent avec l'*Anticancéreux*.

« Quand l'effet de ces remèdes tarde à se mon-
« trer, de trois choses l'une :

« Ou la diagnose est erronée, et partant le remè-
« de mal choisi ;

« Ou c'est la dose qui est erronée ;

« Ou bien la désorganisation est tellement avan-
« cée qu'il est impossible humainement d'en
« triompher.

« L'effet des remèdes ne manque jamais, s'ils
« sont donnés à propos et selon ces règles.

« Pour le traitement interne, la dose générale-
« ment efficace est celle d'un grain dans un verre
« d'eau, à prendre en un jour, par petites quanti-
« tés (cuillerées à café), avant comme après les
« repas.

« Pour le traitement externe, la dose pour com-
« presses est de dix à vingt grains dans un verre
« d'eau. Les compresses se renouvellent trois ou
« quatre fois dans les vingt-quatre heures.

« Il est des personnes, mais c'est l'exception,
« auxquelles des doses plus faibles ou plus fortes
« font un meilleur effet, tant pour l'interne que
« pour l'externe. Cette augmentation ou diminu-
« tion des doses est abandonnée à l'observation et
« à la sagacité de chacun. »

CHAPITRE IV

Matière médicale et son emploi

Nous avons tâché jusqu'ici de démontrer le principe sur lequel repose toute la médicamentation électro-homéopathique, soit sur le fait qu'elle ne se contente pas seulement de mesures palliatives contre les maladies et leurs symptômes, mais qu'elle s'attaque directement à leur cause ; elle agit donc directement sur le sang et sur l'organisme, car tous nos maux ont leur siége ou dans la lymphe ou dans le sang ; l'effet de cette médicamentation est donc semblable à celui de la nourriture sur l'appétit, plus on en consomme plus la faim tend à disparaître.

Son application est des plus aisées, puisque des signes apparents indiquent presque toujours le tempérament de la personne que l'on traite, qui sera dans la plupart des cas plus compétente que l'homme de l'art le plus habile pour faire la diagnose de son mal ; elle n'emploiera pas, il est vrai, des termes scientifiques, mais elle saura dire : j'ai la fièvre ou du rhumatisme, etc.

Nous pouvons maintenant entreprendre l'étude des remèdes et de leur usage. Ils comprennent, avons-nous dit, deux classes :

I

Remèdes constitutionnels

1. ANTISCROFOLOSO, qui purifie la lymphe ou le sang vicié par la lymphe. C'est un agent spécial

pour les maladies causées par des vices altérant la lymphe, telles sont la scrofule, les glandes, — le principal remède des enfants et des vieillards ; — agit sur la pierre, les calculs rénaux et la syphilis.

2. ANTIANGIOITICO, purificateur du sang, très favorable à la circulation.

3. Si la maladie persiste malgré ces deux remèdes, l'ANTICANCEROSO la fera céder ; il est également propice lorsqu'il y a tout à la fois altération de la lymphe et du sang.

II

Remèdes spéciaux

Ils agissent soit avec les remèdes constitutionnels soit seuls, ce sont :

1. Le PECTORAL, pour les affections des bronches, des poumons, pour les plaies et les catarrhales.

2. Le FÉBRIFUGE, contre toutes les fièvres et toutes les maladies, suite d'une intermitence, contre les atérations de la rate et du foie et certaines névralgies.

3. L'ANTIVÉNÉRIEN, contre la syphilis sous toutes ses formes, et probablement un préservatif.

4. Le VERMIFUGE, contre tous les vers, même le ténia. Il devrait être employé dans tous les cas sérieux.

Il y a encore l'ANTILYMPHATICO, nouveau remède non expérimenté.

III

Des Homonymes des Remèdes

La pratique a démontré la nécessité d'une série dans chaque espèce de remèdes, car les organismes variant d'un sujet à l'autre, un antiangioïtico, par exemple, aura une action sur une certaine personne et sera de nul effet pour une autre.

Outre le Scrofoloso 1°, on possède :

Le *scrofoloso 2°* ou *nuovo* agit plus lentement mais pénètre plus profondément que le *scrofoloso 1°*, efficace pour les plaies qui n'ont pas un caractère cancéreux, pour le mal caduc, et a cette propriété de ne pas agir sur le système sanguin.

Le *Scrofoloso doppio*.

Le *Scrofoloso 5°*, premier spécifique pour les maladies cutanées et de la moëlle épinière, employé surtout pour l'usage externe.

Le *Scrofoloso 6°* pour les rétentions d'urine.

L'Angioitico 1° a pour homonymes :

L'*Angioïtico 2°*, antisyphilitique ;

L'*Angioïtico 3°*, qui est le plus généralement usagé, car il agit plus doucement et les malades le supportent mieux. Rétablit la conductibilité des nerfs lorsque les électricités n'agissent plus.

Avec le Canceroso 1°, il y a :

Le *Canceroso 2°*, spécial pour l'hydropisie ;

Le *Canceroso doppio*.

Le *Canceroso 4°*, pour la carie des os.

Le *Canceroso* 1° et le *Canceroso* 5° sont les remèdes principaux pour les maladies de la femme.

Le *Canceroso* 6°.

Le *Canceroso* 10° agit avec énergie dans les cancers, employé à l'intérieur et usage externe.

Le Pettorale 1° est accompagné :

Du *Pettorale* 2°, contre les tubercules du poumon (phthisie).

Du *Pettorale* 3°, pour les affections pulmonaires, principalement pour les enfants.

Du *Pettorale* 4°, pour les catarrhes, remplace efficacement *Pettorale* 1°, lorsque célui-ci est sans effet.

Avec le Febrifugo se trouve :

Le *Febrifugo* 2° ou *nuovo*, employé extérieurement sur les hypocondres.

Enfin, le Vermifugo a pour homonyme :

Le *Vermifugo* 2° ou *nuovo*.

L'expérience ayant prouvé que le premier remède de chaque catégorie est presque toujours celui qui a le plus de succès, il y a lieu de débuter dans un traitement toujours par le numéro 1.

Lorsqu'après trois ou quatre jours, si la maladie est récente, ou dix jours si elle est chronique, le remède demeure sans succès, c'est un indice qu'il n'est pas en rapport avec le tempérament du sujet, et, dans ce cas, il faut passer au n° 2 de la même série, et ainsi de suite. Du reste, il ne pourra pas nuire, il n'a pas d'autre désavantage que d'être sans résultat.

Selon l'affirmation d'Hahnemann, la *psore*, envahissant tout l'organisme, on peut, en commençant de soigner un malade quelconque, employer le *scrofoloso* 1°, et en cas d'insuccès, on passe à un autre remède ou à une autre série.

Il est démontré que l'action des remèdes est électrique, car plusieurs maux s'anéantissent parfois immédiatement, le remède vient-il à peine d'être appliqué.

IV

Des Liquides

Les liquides électriques jouissent de la propriété d'enlever la douleur lorsqu'on les applique sur les passages nerveux, pour autant que le mal n'est pas causé par une grave viciation de la lymphe et du sang, car alors les remèdes correspondants doivent être employés à l'intérieur.

Il y a cinq liquides électriques : les uns ont une action positive, d'autres une action négative et d'autres une action neutre. C'est lorsqu'il y a manque d'équilibre entre les deux électricités positive et négative du corps que la douleur apparaît ; pour l'éteindre, il faut agir contre l'électricité qui est en excès.

Ces liquides électriques sont appelés par abréviations :

1° L'ELECTRICITÉ ROUGE, positive.

Elle est propre aux constitutions lymphatiques et est usagée essentiellement dans des maladies nerveuses et la sciatique ; on l'applique aux sus et aux sous-orbitaux. C'est encore un fortifiant pour la vue.

2° L'Electricité jaune, négative.

Elle est utilisée entre autres quand il y a lieu de combattre un excès de vitalité ; c'est un vermifuge.

3° L'Electricité blanche, neutre.

Elle est utilisée entr'autres et surtout à la tête ; elle a aussi une propriété curative contre les affections du bas-ventre.

4° L'Electricité bleue, positive.

Elle est aussi appelée *Angioïtiqne*, car elle agit sur l'appareil de la circulation du sang, dont elle contracte les artères et les veines ; elle est employée pour les varices, les hémorrhagies et autres affections de ce genre.

5° L'Electrcité verte, négative.

Elle agit avec énergie pour cicatriser les plaies et fait disparaitre les douleurs en général.

V

Emploi des Électricités

1° On les emploie presque toujours en en versant quelques gouttes sur un petit tampon de coton appliqué sur la partie à électriser.

2° On applique les électricités pendant vingt à trente secondes, ces applications doivent être souvent répétées.

Les douleurs étant causées par la rupture d'équilibre entre les deux électricités positive et négative qui constituent l'état neutre pendant la santé, l'expérience a démontré qu'il faut employer l'électricité positive tout d'abord, pour recomposer l'état neutre, lorsque des douleurs se manifestent.

Si ce traitement reste sans effet, il faut employer l'électricité jaune négative, et en cas d'insuccès encore, il faut recourir à l'électricité bleue angioïtique, car alors la cause des souffrances est un vice de circulation.

Sauf les cas de maladies du sang avancées, pour lesquelles une cure interne est indispensable, la douleur devra disparaître par l'action de l'une ou de l'autre des électricités.

Sans le secours des électricités les médicaments internes seuls finissent bien par enlever le mal, mais dans un temps plus long.

Si l'on a à faire avec un sujet angioïtique, il n'y a que l'électricité angioïtique qui puisse être appliquée avec succès.

Lorsqu'on veut boire l'électricité, on verse dans une cuillerée d'eau, une, deux, trois, quatre gouttes et même davantage du liquide selon les cas. Il est d'usage d'en prendre quarante gouttes par jour en quatre fois.

Il est arrivé qu'en faisant prendre de l'électricité rouge à des personnes atteintes de convulsions et ayant une constitution hystérique ou [angioïtique, elles se sont évanouies. Elles ont été ramenées à elles-mêmes par huit ou dix grains de scrofoloso placés dans la bouche.

VI

Usage des Remèdes

Les globules se prennent à l'intérieur au moyen de dilutions, sauf le Febrifugo n°2, qui est employé extérieurement sur les hypocondres, le foie et la rate, mais ils peuvent *tous* être employés à l'extérieur.

Règle générale : Pour les doses internes, il faut pour les maladies aiguës, les prendre de cinq en cinq minutes, et pour les maladies chroniques, toutes les dix ou quinze minutes.

On prend d'abord le remède à la première dilution, soit un globule dissout dans un verre d'eau.

Si l'état du malade ne s'améliore pas, on prend le remède à la seconde dilution, c'est-à-dire que l'on prend une cueillerée du premier verre pour la verser dans un second verre d'eau.

En cas de nouvel insuccès, on continue une troisième dilution, prenant ainsi une cueillerée du second verre pour la mélanger dans un troisième et ainsi de suite (sauf les cas graves où le remède doit être plus dilué).

En général, le remède réussit dans l'une des quatre premières dilutions.

Nous recommandons toujours de commencer par le premier médicament et continuer par les suivants, si le premier reste sans effet, en tenant compte de la constitution, c'est-à-dire que chez les lymphatiques, il faut le *scrofoloso*, et chez les sanguins, l'*angioïtique* ou alterner s'ils sont mixtes.

VII

Tâtonnements

Ils sont inévitables, mais faciles le plus souvent, car lorsque le malade est surexcité par le remède, cela indique qu'il en a pris à dose trop forte ; il faut passer alors à la dilution suivante. On arrivera à un moment qu'on appelle le point neutre, où le remède ne fait ni bien ni mal, et l'on continue jusqu'à ce qu'on obtienne un bon résultat. S'il se trouve que l'amélioration s'arrête, il faut passer de même à la dilution suivante, et le mieux ne tardera pas à se retrouver.

VIII

Pour enfants

Pour les enfants en nourrice, on donne à la nourrice la dose ordinaire dont on peut donner quelques cuillerées au nourrisson. On donne un demi-verre par jour de la seconde dilution aux enfants de 2 à 6 ans.

IX

Remèdes alternés

Si le malade doit prendre deux remèdes différents, il prendra un demi-verre de l'un le matin, un demi-verre de l'autre le soir, les deux verres servant ainsi pour deux jours, ou bien une cuillerée toutes les cinq minutes, une fois l'une, une fois l'autre. S'il faut prendre trois remèdes, un tiers de chaque verre dans un tiers de journée, chaque verre devant ainsi durer trois jours.

X

Remèdes en grains

On peut prendre un globule à sec sur la langue toutes les demi-heures, ou toutes les heures les matin ou le soir ou pendant la journée, quoiqu'alors leur effet soit moins énergique. Mais comme ils exercent une action sur l'appareil digestif, il ne faut en prendre qu'avecprudence.

Pendant les repas, on peut faire usage de dix grains fondus dans l'eau ou dans le vin.

C'est surtout en cas de danger qu'on emploie les remèdes à sec, lorsqu'ils doivent avoir une action immédiate comme dans les évanouissements.

XI

Usage externe

Voici ceux qui sont le plus fréquemment employés de cette façon :

Antiscrofoloso 5.
Anticanceroso 5 et 10.
Antiangioïtico 2 et 3.
Febrifugo 2.
Vermifugo 2
Venereo.

Pour aider à la cure interne, on emploie les remèdes à l'extérieur en compresses, en aspiration, en lotion, en gargarisme, en injections, par 20 grains dans un verre, quatre ou cinq fois dans les vingt-quatre heures.

On humecte le linge des compresses environ toutes les heures.

On peut de même les employer en onctions, préparées avec de l'huile d'olive ou d'amandes douces ou d'autres corps gras, comme la graisse de porc ou le beurre frais ; toutefois on redoute de les appliquer de cette façon sur les plaies.

Si l'on veut des onctions à l'huile, on fait d'abord dissoudre dans quelques gouttes d'eau 4 à 5 grains (ou bien on les réduit en poudre) puis on mélange avec une cuillerée à soupe d'huile d'amandes douces ou d'olives, en ayant soin d'agiter pendant quelques secondes.

Si l'on veut employer la graisse, on prend généralement une once de saindoux mélangé convenablement avec 20 grains pulvérisés, ce qui donne une pommade.

Pour les bains, on fait une solution de 50 à 100 grains que l'on verse dans l'eau du bain.

CHAPITRE V

Généralités

Il nous paraît convenable de résumer ici brièvement, tout ce que nous venons de dire sur les principes de l'Electro-homéopathie et des règles de son application.

1° Ce système médical attaque directement les causes des maladies.

2° La *psore* étant le virus généralement répandu dans l'organisme, on doit faire usage du Scrofoloso 1 dans toute maladie qui n'est pas exactement déterminée. Si l'on n'obtient pas de résultat, cela indique un tempérament sanguin, il faut donc employer l'Angioïtico. Il faut toujours avoir pour principe de remplacer le remède donné, sans succès, à un sanguin, par un scrofoloso qui fera son effet et réciproquement.

3° Il est très-facile de distinguer un angioïtique aux signes suivants : il sera sujet aux palpitations, aux vertiges, aux congestions, etc., et il aura peu d'appétit.

4° Si un sujet ne présente pas ces indices, il est nécessairement d'un tempérament lymphatique, il y a donc lieu de lui appliquer des antiscrofoloso.

5° Lorsqu'il s'agit de tempéraments mixtes, il faut employer des antiscrofuleux et des antiangioïtiques.

6° Quand un remède reste sans effet, il n'offre pas de danger, mais ce défaut constaté est une marque sûre qu'il faut changer de remède.

7° Dans les cas de maladies peu graves, le traitement électro-homéopatique n'exige pas un régime spécial, toutefois le bon vin aide remarquablement aux remèdes. Il faut suivre les règles de l'hygiène pour la diète.

A ce propos, le vinaigre et le citron agissent immédiatement comme antidotes à des remèdes donnés inopinément, mais il faut suspendre le traitement jusqu'après la digestion. Le véritable antidote est de 2 à 4 grains de scrofoloso à sec, sur la langue.

8° Pendant ses menstruations, les remèdes ont plus d'effet sur la femme.

9° De même, dans l'état de grossesse, le traitement par le système Mattei n'occasionne aucun inconvénient.

10° Il faut se rappeler que les remèdes ont une action intérieure et extérieure, et que si on les emploie intus et extra, ils agiront plus promptement.

11° Lorsque le remède tarde à agir :

Ou bien la diagnose est fausse et le remède mal appliqué ;

Ou bien la dose n'est pas au point convenable (1re, 2me, etc., dil.);

*

Ou bien l'organisme est tellement altéré qu'il n'y a plus de guérison possible.

12° Comme les remèdes électro-homœopathiques sont semblables au mal qu'ils combattent, on doit augmenter les doses quand la maladie tend à disparaître, et les diminuer lorsqu'elle s'aggrave.

13° Même en cas de guérison apparente, il ne faut pas arrêter tout à coup le traitement, parce qu'alors, les rechutes sont à craindre.

14° Un remède qui a guéri une fois ne peut pas toujours guérir dans tous les cas semblables, il faut donc employer non pas un seul, mais une série de remèdes dans toutes les maladies.

15° Dans toutes les maladies chroniques, on doit prendre les remèdes Mattei dans le vin, suivant ceux qui conviennent à la constitution.

16° Pour pratiquer avec succès le système que nous venons de développer, il faut nécessairement avoir toujours à la mémoire les lois qui en sont le fondement.

CONCLUSION

C'est pour avoir oublié que l'on traite la constitution et non les symptômes de la maladie, et en ayant arrêté le traitement trop vite que des rechutes graves ont été la conséquence de l'inobservation de ce principe fondamental. Partant de là, toute maladie est l'image d'une plante, comme il est dit au Chapitre II.

Il en est de même pour les maladies, si l'on s'est contenté d'en détruire les symtômes apparents seulement, le mal ne tarde pas à reparaître, puisque la cause n'en est pas détruite.

Il faut donc prolonger le traitement pendant un temps en rapport avec celui employé pour détruire les symtômes, en prenant pour règle un tiers pour les cas ordinaires, le double dans les cas sérieux et les maladies qui ont affecté la constitution, enfin toute la vie, dans les cas bien graves comme le cancer.

Nous espérons avoir suffisamment démontré que la pratique de l'electro-homéopathie est des plus simples et des plus faciles, chacun pouvant l'utiliser soit pour lui-même, soit pour soulager ses semblables dans la souffrance.

Mais comme en raison du vaste champ qu'embrasse la médecine, on peut se trouver en face de difficultés sérieuses, nous donnons comme dernier conseil à ceux qui veulent s'en occuper utilement de commencer à chercher d'abord les cas les plus simples et les mieux établis ; ils ne tarderont pas à arriver progressivement à exercer leurs bons offices dans toutes les circonstances qui s'offriront à leur dévoûment.

Et maintenant, nous prions les lecteurs de pardonner à l'auteur de ce petit traité, âgé de 64 ans, en considérant qu'il est le résultat de sa seule expérience, devant tout à lui-même, les expressions qui ne leur plairont pas.

ABRÉVIATIONS

Antiscrofoloso........................... S.

Anticanceroso......................... C.

Antiangioïtico .... A.

Antivenereo .... Ven.

Vermifugo............................ Ver.

Febrifugo .... F.

Pettorale .... P.

Electricité rouge.................... El. R.

    »   jaune.................. El. J.

    »   blanche .... El. B.

    »   angioïtique........... El. A.

    »   verte.................. El. V.

Electricité...................... Electr.

Alterné avec..................... « — »

A l'intérieur.................... Intus.

A l'extérieur.................... Extra.

Dilution......................... Dil.

Compresses....................... Compr.

Onctions......................... Onct.

Gargarismes .... Garg.

Occiput..........	⎧ Indiqué en- ⎫	Occip.
Sympathique.....	⎬ semble comme ⎨	Symp.
Plexus solaire	⎪ les six grands ⎪	Plex. sol.
Hypocondre......	⎩ points. ⎭	Hypoc.

QUELQUES CONSEILS D'HYGIÈNE

1° Plus vous vous occuperez de votre santé, moins vous aurez à vous occuper de maladies. Il est plus simple et plus sûr de prévenir les maladies que de les guérir.

2° L'homme bien portant n'a pas à prendre toutes les précautions et à s'écouter comme un malade.

3° Levez-vous de bonne heure et travaillez assidument, c'est ce qui fait la santé et le bonheur.

4° Ayez l'habitude du grand air, tant de celui de la ville que de celui de la campagne. Habituez-vous aussi aux changements brusques des saisons.

5° Faites grand usage d'eau froide, tant comme lotions que comme boisson. Nous ferons bien de citer ce que dit le docteur Mure en parlant d'un grand hygiéniste autrichien. « Prietznitz de Gra-
« fenberg, simple paysan, que les plus grands doc-
« teurs vont visiter de tous les points du monde
« pour s'inspirer au feu de son génie, qui guérit
« les malades abandonnés par toutes les facultés
« et qui transmettra à la postérité un nom illustré
« par un talent d'observation qui ne le cède qu'à
« celui de Hahnemann.

« Méconnaissant l'importance de cette loi de
« réaction qui constitue notre nature, les hommes
« depuis longtemps avaient cherché la santé en se
« dérobant à l'action du monde extérieur. L'usage
« des bains, si fréquents dans l'antiquité, avait
« été presque complétement supprimé depuis

« deux siècles, des tissus plus parfaits, des habi-
« tations mieux closes, des guerres moins géné-
« rales, tout avait contribué à soustraire l'homme
« à la lutte des éléments, et l'avait prédisposé à
« une sensibilité maladive qui se manifeste de
« nos jours par des maladies inombrables et sur-
« tout la phthisie pulmonaire, cet effroi des famil-
« les, ce fléau des populations.

« Prietznitz a rappelé l'homme aux lois de la
« nature et lui a tracé, avec un talent sans égal,
« les moyens de soutenir et d'éveiller la réaction
« vitale par l'usage de l'eau froide employée sous
« toutes les formes. Il est parvenu, par ce moyen,
« à rétablir les constitutions les plus délabrées et
« à débarrasser par la sueur, des malades gorgés
« de drogues accumulées dans leur corps par les
« traitements stupides des médecins officiels.
« Aussi, paysan qu'il était, et ne sachant ni lire
« ni écrire, il a, malgré l'opposition des Acadé-
« mies, fini par obtenir du gouvernement la per-
« mission de continuer ses merveilleuses guéri-
« sons. Il est vrai que ceci se passait en Autriche
« et qu'il n'aurait pas aussi bien réussi dans notre
« France, qui a laissé condamner à l'amende,
« pour exercice illégal de la médecine, deux
« grandes intelligences : Raspail et Mme Hahne-
« mann.

. . . .

« Pour en revenir à Prietznitz, notre grand mé-
« decin sans diplôme, ce que nous devons surtout
« apprendre de lui, c'est à fortifier notre corps par
« l'application répétée de l'eau froide. Il faut pour
« cela avoir soin d'établir aussitôt une puissante
« réaction par des couvertures bien chaudes ou

« mieux encore, par l'exercice. Ainsi, tous les ma-
« tins, vous ferez bien de vous laver à grande eau
« la figure et la poitrine et de vous jeter sur le dos
« une serviette trempée ; après quoi vous vous
« essuierez et vous vous habillerez promptement,
« et, après avoir bu deux ou trois verres d'eau bien
« froide, vous ferez à grands pas une promenade
« d'une demi-heure jusqu'à ce que la transpiration
« s'établisse et que la chaleur circule dans tous les
« membres. Vous pourrez également, le soir, vous
« laver avec un linge légèrement humide avant
« de vous mettre au lit, et vous couvrir jusqu'à
« l'instant où le froid fait place à un sentiment de
« chaleur bien prononcé. Quand vous vous serez
« familiarisé avec l'impression du liquide, vous
« finirez par pouvoir vous tremper soir et matin,
« hiver comme été, dans un demi-bain et vous
« laver tout le corps. Alors vous aurez fortifié de
« beaucoup votre force vitale. Vous ne saurez plus
« ce que c'est qu'un rhume, un catarrhe et une
« fluxion de poitrine, et vous ne porterez plus ni
« tricot, ni gilet de flanelle. Seulement, je vous le
« répète, il faut s'habituer graduellement à l'im-
« pression de l'eau froide en commençant à se
« passer seulement sur la figure et la poitrine un
« linge légèrement mouillé et fortement tordu, et
« n'augmenter cette dose qu'au fur et à mesure
« que la peau reprendra sa chaleur naturelle. Il
« est bien entendu que l'été il sera très bon de
« prendre plusieurs bains froids par semaine, mais
« les premiers de chaque saison devront être seu-
« lement de 5 à 6 minutes et suivis de suite d'un
« exercice suffisant pour rétablir les fonctions de
« la peau.

« Quant aux enfants, il sera bien de les accou-

« tumer peu à peu au même régime, mais procédez
« sans précipitation. Ne faites pas comme certaines
« mères anglaises, qui dès la naissance plongent
« chaque jour leurs enfants dans l'eau froide ,
« sans comprendre le danger de cette pratique
« empirique. N'oubliez pas que l'action de l'eau
« n'est utile qu'autant que la réaction vitale peut
« se développer franchement. Or cette réaction est
« fort difficile aux premiers jours de la vie ; lors-
« qu'elle est déjà assez occupée par l'impression
» nouvelle de l'air, de la lumière et des corps en-
« vironnants.

« N'accablez donc pas le nouveau venu dans la
« vie par des efforts excessifs et attendez quelques
« semaines avant de le préparer à l'usage de l'eau
« froide, par celle de l'eau tiède sagement graduée.
« Gardez-vous surtout de lavages excessifs pendant
« les cinq ou six premiers jours après la nais-
« sance. L'épiderme à cette époque est revêtu
« d'une substance grasse et onctueuse, qu'il serait
« imprudent de délayer et d'enlever trop rapide-
« ment, surtout en hiver. Faites tout en son temps,
« avec modération et sans vous presser. C'est le
« seul moyen de réussir. »

Les personnes réellement trop délicates pourront
remplacer les lotions d'eau froide par des frictions
avec une brosse ou se frictionner avec cognac
au C. [5].

6. — Il est essentiel que vous preniez de l'exercice pour entretenir la transpiration et donner de
la souplesse et de l'élasticité aux muscles, voici
quels sont les exercices les plus recommandables :

1° L'équitation pour accélérer la circulation du
sang ;

2° La chasse, mais modérée ;

3° La gymnastique ;

4° La danse et en général les jeux qui exigent du mouvement, comme le billard, les quilles, etc,;

5°La promenade, surtout celle du matin.

Cependant n'allez pas, dans ces divers exercices, jusqu'à l'extrême fatigue et ne vous y livrez pas tout de suite après le repas ; prenez une heure de repos avant de commencer un labeur pénible.

7. — Pour votre régime alimentaire ayez une nourriture simple et en quantité modérée. Le pain de froment cuit de la veille est le plus recommandé par les hygiénistes. Les personnes *sanguines* doivent consommer peu de viandes *noires*, qui conviennent au contraire aux personnes se livrant à un travail fatiguant. Le mouton est un excellent dépuratif du sang.

Les estomacs délicats prendront des viandes blanches et légères, du poisson, etc.

Les légumes en général conviennent à tout le monde, surtout aux tempérament qui ont le sang trop riche (épais), car ils lui rendent sa partie *aqueuse* L'artichaut est un anticancéreux et un dépuratif du sang. Les personnes sujettes au relâchement du ventre ne prendront des légumes qu'en petites quantités.

Les *fécules* (pomme de terre, haricots, fèves, etc.), chargent l'estomac et nourissent peu sous sous un grand volume ; elles ne conviennent guère qu'aux personnes robustes et aux travailleurs, car ces aliments soutiennent longtemps.

Les *carottes* et les *poireaux* sont recommandés aux personnes qui ont le sang échauffé.

Le *lait*, est essentiellement pour les enfants et ceux qui ont le tempérament nerveux, mais les personnes grasses et les vieillards doivent s'en abstenir.

Les *œufs* sont recommandés mais pas cuits durs. La *soupe* convient toujours, même en grande quantité.

Les *fruits* conviennent à tout le monde, sauf aux personnes qui sont sujettes aux maux d'entrailles.

Quant aux boissons, l'eau, dont nous avons déjà parlé, prend le premier rang. En quantité modérée, elle rafraîchit et aide à la digestion. Le vin rouge et vieux pris raisonnablement est un fortifiant. Les personnes d'une digestion difficile feront bien de boire un peu de vin sucré après le repas. La bière de bonne qualité nourrit, rafraîchit et purifie le sang.

Enfin la sobriété est le premier précepte de l'hygiène, et chacun doit proportionner la quantité d'aliments qu'il consomme selon ses forces et suivre sa raison. Il est bon de « quitter la table ayant encore faim. » Nous conseillons cinq minutes d'assoupissement après un repas copieux.

8. — Outre l'habitude au grand air extérieur dont nous avons déjà parlé, ayez soin d'aérer vos appartements, surtout le matin ; laissez vos lits découverts un cartain temps avant de les refaire. Ne craignez pas de donner de l'air frais aux malades, mais graduellement, et en ouvrant, si faire se peut, une croisée d'une pièce adjacente. Evitez d'habiter une maison neuve ou un logement récemment réparé. On sait qu'il ne faut pas conserver des fleurs dans une chambre à coucher, elles peuvent occasionner les désordres les plus graves, même la mort par asphyxie, surtout chez les gens pauvres de sang.

9. — Le sommeil est avec la nourriture le grand rénovateur des forces dépensées par le travail et l'exercice. Plus on avance dans la vie moins long doit être le sommeil : s'il est presque permanent chez les nouveaux-nés, six heures suffisent aux personnes âgées.

Couchez-vous de bonne heure pour pouvoir vous lever tôt et profiter de l'air salutaire du matin ; suivez cet adage :

Se coucher à dix et se lever à six
Est le moyen de vivre dix fois dix.

Ayez la tête plus haute que le corps et couvrez-vous suffisamment, même en été, pour entretenir la transpiration. Mangez peu ou même pas du tout avant de vous livrer au repos.

10. — Vêtez-vous suivant le climat et suivant votre âge. Si vous êtes jeune, ne portez pas d'habits trop chauds occasionnant d'abondantes transpirations dangereuses dans cette période de la vie, au contraire les vieillards doivent être vêtus plus chaudement. La flanelle mise immédiatement sur le corps est recommandée aux personnes qui transpirent beaucoup et à celles qui sont faibles de poitrine. Les femmes devraient s'abstenir de trop serrer leur corset.

11. — La propreté est, avec la sobriété, la base de l'hygiène. Lavez-vous souvent et changez fréquemment de linge. Se tenir propre est le plus grand préservatif des maladies, car la peau étant l'organe sécréteur de la sueur, la saleté qui la recouvre contrarie cette fonction, et cause par là les plus graves maladies. Soignez donc votre corps,

vos vêtements et vos logements pour y respirer un air salubre.

12. — Les jeunes gens surtout feront bien de se baigner pendant les chaleurs dans l'eau de rivière et de s'y donner du mouvement. Il ne faut pas se plonger dans l'eau étant en sueur ou immédiatement après avoir mangé, car on s'expose à des congestions ou à des indigestions qui amènent une mort prompte. Les bains tièdes et les bains chauds sont favorables dans certains cas : dans les grandes fatigues du corps et de l'esprit et dans plusieurs maladies.

Il serait à propos d'indiquer ici que M. le comte Mattei recommande, pour les maladies chroniques, une saison aux *Eaux thermales de la Porretta*, à 20 minutes de son château.

13. Les femmes enceintes doivent éviter les mouvements violents, surtout des bras, faire des promenades, prendre une nourriture légère ; prendre souvent des bains tièdes. Si *malheureusement*, comme c'est le cas trop fréquent dans les villes, une jeune mère est obligée de renoncer à allaiter son enfant, qu'elle choisisse une nourrice forte et robuste, âgée de 25 à 30 ans, d'un caractère gai, propre, et s'intéressant aux enfants.

Les nourrices auront un genre de vie calme et paisible, éviteront la fatigue et les soucis, les longues veilles, elles s'abstiendront des fruits verts et acides, de salade et des viandes échauffantes.

15. — L'enfant qui aura une nourrice ayant beaucoup de lait exigera bien peu d'autre nourriture. Habituez les petits enfants peu à peu à la panade claire, la semoule, la fleur de riz, la farine Nestlé; puis ils pourront prendre un peu de viande ne

chargeant pas l'estomac ; en un mot, suivre peu à peu les progrès de cet organe et du tube digestif, à mesure qu'ils se fortifient. Si leur état demande des rafraîchissants, on coupera leur lait avec de l'infusion d'orge. Dès le premier jour, habituez l'enfant à manger à heures fixes. Il prendra le sein d'abord peu et souvent, puis quatre fois par jour et deux la nuit. Il est dangereux et pour la nourrice et pour l'enfant de le tenir constamment au sein ; il s'ensuit l'épuisement de la nourrice et le lait n'est plus nourrissant. C'est surtout pendant la dentition que la nourrice doit prendre garde à son régime ; elle fera bien de prendre alors des adoucissants.

En règle générale les enfants sont sevrés à quinze mois. Si à ce moment la dentition les fait souffrir, il faut leur donner une cuillerée par jour d'une dilution excessivement basse (19ᵐ) de scrofoloso. Ils boiront de l'eau tiède, sucrée, avec une cuillerée de la dilution de scrofoloso. On leur posera aussi, pendant qu'ils sont au lit, des compresses de 10 grains de scrofoloso sur le ventre. Il ne faut pas les vêtir trop chaudement ; il faut les habiller promptement, et ne pas trop les serrer dans leur maillot.

Faites-leur prendre suffisamment d'exercice, selon leurs forces, et lorsqu'ils apprennent à marcher, tenez-les par la main (les lisières font pencher le corps en avant, compriment la poitrine et entravent la respiration) ; il ne faut pas non plus les faire marcher trop tôt, leurs jambes ne pouvant pas supporter le poids du corps.

16. — L'homme a une double nature : l'âme et le corps : la première réagit sur le second, et selon son état de calme ou de surexcitation, elle exerce

une action sur l'état de maladie et sur la convalescence. Ayez donc l'esprit serein et évitez les passions.

La *colère* ôte la raison, précipite la circulation du sang et occasionne des désordres graves. Ne gardez donc pas de ressentiment et pardonnez, car, on ne saurait assez le répéter, il est nécessaire d'avoir l'esprit calme pour se conserver en santé. Que les personnes sujettes aux passions violentes prennent une nourriture légère ; de l'eau, tout au plus rougie d'un peu de vin pour leur seule boisson, tout autre liquide leur serait des plus funestes ; qu'elles évitent la trop grande fatigue, les veilles et le travail de tête trop prolongé. Elles feront bien de suivre un régime de scrofoloso.

La *peur* cause aussi bien des maladies, surtout chez les enfants, à qui on se plaît trop souvent de frapper l'imagination par des contes de revenants, etc. Une frayeur subite peut causer entre autres l'épilepsie. L'esprit s'affaiblit sous l'empire de la peur et de la crainte, qui parviennent même à vaincre le courage le plus audacieux. La crainte qui fait redouter continuellement un mal à venir le provoque souvent et amène la mort, suite de maladies qu'on craignait de contracter, faisant attention à d'absurdes présages.

Si le *chagrin* ne peut pas être évité, efforcez-vous à le maîtriser par tous les moyens possibles : par un travail assidu, de saines distractions et du changement. Le chagrin trop profond altère rapidement la santé.

L'*intempérance* dans les plaisirs de tous genres est la passion qui cause le plus de ravages dans la société. Les excès troublent tout l'organisme, affaiblissent le système nerveux et causent des maladies sans nombre. Chacun doit savoir quelle part raisonnable il peut prendre d'un plaisir non contraire à la santé. Quant à la boisson, deux verres de vin par repas suffisent.

Une alimentation simple est conforme aux vœux de la nature. Les animaux donnent souvent en ceci l'exemple à l'homme, car ils cessent de manger dès qu'ils ont satisfait leur appétit. Les dispositions à la joie, la gaîté, la vivacité et l'amour, mais sans excès, sont favorables à la circulation, à la digestion, etc.

C'est en s'appliquant dès le jeune âge à lutter contre les passions qu'on s'en rend maître, sinon elles conduisent au malheur, ruinent la santé et causent la mort précoce.

17.— Ayez soin que toutes les fonctions du corps se fassent avec régularité, car les sécrétions, avec les selles le débarrassent des produits impropres à la nutrition et des matières qui atténuent la qualité du sang. Il faut une selle par jour à l'ordinaire, qu'il sera facile d'obtenir en étant matinal, en faisant une course et en suivant un régime régulier.

Pour arrêter la constipation, consommez du pain de seigle, des légumes, des pruneaux, du lait, des viandes légères et des boissons de scrofoloso.

Dans le cas contraire de relâchement, prenez des aliments fortifiants et des globules de scrofoloso.

18. — Le besoin d'uriner doit être satisfait dès qu'il se fait sentir, autrement on s'expose aux désordres les plus graves : vomissements, nausées, fièvres, délire. Pour faciliter cette sécrétion, prenez de l'exercice et ne restez pas trop longtemps

couché, surtout dans un lit chaud et mou; évitez de même l'épanchement trop fréquent de l'urine.

19. — Faites en sorte d'être dans un état de transpiration suffisante : tant que cette fonction s'opère on n'est sujet qu'à bien peu de maladies. Une transpiration arrêtée cause le rhume, la grippe, la pleurésie, la fluxion de poitrine, les rhumatismes, la phthisie, etc. Au début d'un rhume, restez dans une chambre d'une température douce et égale et faites des bains de pied avec 10 grains de scrofoloso, et prenez du scrofoloso et de l'angioïtico, d'après votre tempérament.

Ce sont les variations atmosphériques, le froid humide, le passage subit du chaud au froid, les habits mouillés, les pieds humides et la vie sédentaire qui causent les arrêts de la transpiration.

Certains aliments comme le porc, les poissons, les concombres, les melons, les raisins, les figues fraîches, les graisses et les huiles retardent ou arrêtent cette sécrétion. Par contre, le pain de bonne qualité, le mouton et le poulet la font augmenter.

Pour rétablir la transpiration, faites des frictions avec de l'huile scrofolosée, buvez du scrofoloso et de l'angioïtico, plus du febrifugo en cas de fièvre, couvrez-vous chaudement avec des couvertures sèches.

20. — Profitez du *printemps* pour savourer l'air pur de la campagne. Cette belle saison rend gai et dispos.

C'est pendant l'*été* que l'activité de l'homme atteint son maximum et qu'il possède le plus de force expansive.

Il faut à cette époque de l'année moins d'exercice

que dans les autres saisons, afin d'éviter un affaiblissement considérable par suite de transpiration et de sueur surabondantes. Ne vous reposez pas trop vite en étant échauffé, continuez de marcher de façon à ralentir peu à peu la circulation, et vous vous épargnerez des maux de poitrine toujours dangereux.

L'*automne* éprouve les personnes délicates ou relevant de grave maladie, et souvent même elles ne peuvent supporter ces impressions brusques.

L'automne, avec son cortège de journées pluvieuses, favorise les fièvres, la dyssenterie ; c'est alors surtout qu'il faut avoir soin de tenir les pieds au chaud et au sec et de ne pas garder sur le corps des habits mouillés.

Il en est de même de l'*hiver*, où l'exercice est très favorable, en ayant soin toutefois de ne pas rester au froid sans mouvements.

Nous avons donné sommairement quelques maximes qui nous ont paru assez importantes pour devoir être rappelées, quoique connues, et nous nous proposons, dans un prochain ouvrage, à donner plus de détails sur cet important sujet.

CATALOGUE ALPHABÉTIQUE

DES MALADIES

et leur traitement

ABCÈS FROID — S. intus et extra El. R. «—» J. aux points voisins de l'abcès. — Bains-Compr. C.⁵, — s'il est syphilitique. Ven. intus et en compr.

ACCOUCHEMENT DIFFICILE — C. avec El. R. «—» J. aux six grands points. (Voir la figure).

AGITATIONS NERVEUSES — S.¹ si le malade est lymphatique. − A.¹ si le malade est angioïtique.— Compr. A.² sur le cœur, frictions aux hypoc. de F.².

AMYGDALES — S. «—» A.² un jour l'un un jour l'autre. — Garg. souvent répétés du même remède (20 grains par verre d'eau) Bains C.⁵ — onct. le jour, et compr. la nuit sur les glandes avec l'huile de C.⁵ et garg. avec El. R. «—» B. «—» A (20 gouttes dans un verre d'eau) — El. R. «—» J. aux six grands points et aux hypoglosses — P. un grain à sec sur la langue toutes les heures.

APHTHES — S. intus et en garg. — Au cas de résistance S. «—» C. intus — El. R. en garg. 10 gouttes dans un verre d'eau.

APPÉTIT (manque d') — S. 2ᵐᵉ dil. El. R. en compr. au creux de l'estomac.

ASPHYXIE — 20 grains S. à forte dose toutes les cinq minutes, El. R. «—» J. aux six grands points, particulièrement à la nuque — Onct. C.⁵ au creux de l'estomac et à toute la tête.

BÉGAIEMENT — S. 2ᵐᵉ dil. El. R. et B. — El. R. «—» J. aux petits hypoglosses.

BLESSURES (Pour arrêter le sang des) — Compr. El. A. — S. ou A. intus selon la constitution.

BRULURE — S. 1ʳᵉ dil. et en compr. Aussi compr. d'El. B

CANCER — Employer tous les C, mais on fera bien d'avoir recours à une direction expérimentée.

CATALEPSIE — El. R. aux six grands points, surtout à l'occip. au symp. — Consultez une direction expérimentée.

CHOLÉRA — S 2ᵐᵉ dil. comme préservatif pendant l'épidémie. — Le même à forte dose répété toutes les cinq minutes, si on a une crise. — El. R. «—» J. aux six grands points.

CŒUR (maladie du) — A. 2ᵐᵒ ou 3ᵐᵉ dil. — Recours à une direction expérimentée.

CONSTIPATION — S. ou A. suivant la constitution ; ce qui réussit très souvent, c'est les compr. de farine de graine de lin, arrosées d'huile scrofolosée sur l'abdomen.

CONTUSIONS. — El. R, en compr. et 5 grains à sec sur la langue de S. répétés tous les quarts d'heure.

CONVULSIONS — S. ou A. à petites doses — Recours à une direction expérimentée.

CORYZA — Au début S. 1ʳᵉ dil., toutes les cinq minunutes, ou 5 grains à sec sur la langue tous les quarts d'heure jusqu'à guérison.

COQUELUCHE — A. ou S. 2ᵐᵉ dil. suivant la constitution. — Recours à une direction expérimentée.

COUPURE — Laver la plaie avec 25 à 30 grains A. dans un verre d'eau et compr. d'El. A.

CRACHEMENTS DE SANG — A. à faibles doses. — Consulter une direction expérimentée.

CRAMPES D'ESTOMAC — S. à fortes doses, — si elles persistent El. R. «—» J. aux six grands points.

DARTRES — S. ou A. suivant la constitution, direction expérimentée nécessaire pour le traitement qui varie suivant le sujet.

DENTS (maux de) — A la première douleur, appliquer El. R. en compr. sur le point douloureux et pendant 30 secondes sur les points intéressés, la tempe et sous l'oreille, — souvent quelques grains S. à sec sur la langue arrêtent le mal.

DIARRHÉE — Arrêtée par S. à fortes doses ; — si elle est chronique, recours à une direction expérimentée.

DIGESTION DIFFICILE — Si elle est accidentelle, 4 à 5 grains à sec sur la langue de S. font disparaitre ce malaise, mais s'il est à l'état chronique, recours à une direction expérimentée.

DOULEURS ACCIDENTELLES — Enlevées par El. R. «—» J. — Consulter une direction expérimentée si elles ont une cause constitutionnelle.

ECZEMA — S. ou A., 2me dil. ; onct. à l'huile S. ou A., suivant la constitution.

EMBONPOINT MALADIF — S. 2me dil. «—» Ven., El. R. «—» J. aux six grands points, 1 grain à sec sur la langue C.^{5} toutes les demi-heures ; bains alternés tous les six jours : la 1re période avec 150 grains S. ; la 2me avec 150 grains A.^{2} ; la 3me avec 1 flacon d'El. B., et recommencer jusqu'à la fin du traitement ; on fera bien d'avoir recours à une direction expérimentée.

EMPOISONNEMENT — S. à fortes doses toutes les cinq ou dix minutes suivant les cas ; El. R. «—» J. aux six grands points, insister sur les deux symp. et le creux de l'estomac.

ENTORSE — Bains de la partie lésée avec un flacon d'El. R., plus S., 1re dil., une cuillerée à café toutes les cinq minutes ; El. R. «—» J. aux points intéressés.

EPILEPSIE — A ou S., 4me dil. suivant la constitution ; 3 à 4 cuillerées à café par jour ; 1 grain à sec sur la langue Ver. matin et soir.

ÉRUPTIONS — S , 2me dil. ; après 15 jours de traitement bains de 100 grains S.

ERYSIPÈLE — S. 2me dil. peu et souvent ; compr. sur la partie malade avec l'huile scrofolosée ; El. R. à la nuque et sous l'oreille.

ESTOMAC (faiblesse d') S. 3me dil. El. R. au plex sol. au creux de l'estomac et au grand symp. ; — Compr. la nuit sur ces trois points, avec El. B. ; 1 grain à sec sur la langue ; C.^{5} toutes les heures ; — en cas de persistance recours à une direction expérimentée.

FAIBLESSE DE TOUS LES MEMBRES — S. 2me dil. El. R. « - » J. à tous les points nerveux du corps (Voir la figure) ; 1 grain à sec sur la langue de C.^{5} toutes les heures ; — Bains C.^{5} avec 50 grains A.^{2} — S. les six premiers jours avec 50 grains ; les six jours suivants, et avec 50 grains S.^{5} les six jours suivants, et recommencer jusqu'à rétablissement.

FIÈVRES (toutes les) — F.^{1}, 1re, 2me et 3me dil. cette dernière dans les cas graves ; F.^{2} frictions aux hypoc.

FISTULES, produits psoriques — S. 2me dil. compr. S. «—» C.^{5} ; bains 75 grains C.^{5} ; El. R. «—» J. aux nerfs correspondants. Pour la fistule dentaire , ajouter à la médicamentation ci-dessus : compr. El. B. «—» A.^{2} «—» C.^{5}, 20 grains par verre.

FISTULE LACRYMALE — S., 2me dil. ; El. R. «—» J. aux six grands points ; compr. la nuit avec S.

FOIE ET RATE — F.[1], 3me dil. ; F.[2] frictions aux hyp. compr. permanentes A.[2] sur le cœur ; 1 grain à sec sur la langue A.[1] matin et soir ; recours à une direction expérimentée.

FRACTURES (après l'opération chirurgicale) — S. 2me dil. bains du membre fracturé 4 fois par jour avec 25 grains S. Compr. de S.[5] El. R. «—» J. aux nerfs correspondants.

GALE — S. 2me dil. ; frictions par tout le corps de 20 grains pulvérisés de S. mêlés avec du beurre frais.

GANGRÈNE — Maladie grave qui demande le secours d'une direction expérimentée. Nous recommandons C.[1] 3me dil. compr. à l'huile d'amande douce au C.[5] El. R. «—» J. aux nerfs correspondants du membre malade ; bains 25 grains C.[5] El. B. demi-flacon par bain, El. V. dans la douleur.

GOUTTE ARTHRITE — S. 2me dil. ; 1 grain à sec sur la langue de C.[5] toutes les heures ; onct. à l'huile d'amande douce au S.[5] ; bains C.[5] ; onct. aux hyp. de F.[2] ; compr. El. B., El. R. «—» J. aux six grands points et aux nerfs endoloris.

GRAVELLE — S., 2me dil. A.[2], 3me dil. ; bains de C.[5] «—» S. «—» A.[2] ; onct. aux hyp. de F.[2] ; El. R. «—» J. aux six grands points, aux reins et aux nerfs sacrés ; onct. avec la pommade S.[5] C.[5] et A.[2] à l'épine dorsale et au pubis : 20 grains de chacun de ces remèdes fondus dans quelques gouttes d'eau et y incorporer quatre cuillerées à soupe d'huile d'olive ; 10 grains S. dans le vin du repas ; cette maladie grave exige une direction expérimentée.

HÉMORRHAGIES DE TOUTE ESPÈCE — A.[1], 2me ou 3me dil. ; — compr. permanentes sur le cœur de A[2] onct. aux hyp de F.[2] : bains de A.[2] «—» C.[5] ; cinq grains A.[1] dans le vin de chaque repas ; El. A. aux six grands points ; El. B. en compr. la nuit sur le creux de l'estomac.

HEMORRHOIDES — A.[1] 2me dil. ; pommade A.[2]

HERNIES — S. 1re dil. El. R en compr. sur l'anneau inguinal (sous la pelote du bandage) — 1 grain à sec sur la langue C.[5] toutes les heures.

HOQUET — S. 1re dil. El. R. au creux de l'estomac, ou 10 grains S. à sec sur la langue s'il est accidentel.— Les personnes qui y sont sujettes feront bien de mettre 10 grains S, «—» A.[1] dans le vin du repas.

HYDROPISIE — S. à la 4me ou 6me dil., maladie toujours grave qui demande les conseils de l'expérience.

HYSTÉRIE (maladie de la femme) — S.[1] «—» C.[1], 5me ou 6me dil. Avoir recours à une direction expérimentée.

IMPUISSANCE — S., 2me dil. ; El. R, «—» J. aux six grands points et au sacrum, insister sur le creux de l'estomac et le symp. de l'estomac ; bains avec 150 grains S.[5] ; 1 grain à sec sur la langue de C.[5] toutes les heures.

INDIGESTION — 4 ou 6 grains à sec sur la langue de S. ; si elle est grave, on augmentera la quantité jusqu'à concurrence de 20 à 30 grains, après cela on prendra S. à la 1re dil. au moins pendant quinze jours ; El. R. «—» J. aux six grands points, insister sur le creux de l'estomac et le symp. de l'estomac ; 1 grain à sec sur la langue de C.[5] toutes les demi-heures ; bains S.[5] «—» C.[5]

INSOLATION — El. R. à la nuque, occip. symp. à tous les nerfs de la tête ; onct. et compr. sur toute la tête de C.[5] «—» El. B. et sur le creux de l'estomac, 10 gouttes sur un linge fin.

INFLAMMATIONS — Toutes les inflammations sont combattues généralement par S. à la 2me dil. ; — si le sujet est sanguin A.[1] «—» S. — S'il y a fièvre, il faudra débuter par F.² à la 3ᵐᵉ dil. et F.² en frictions au hyp. — 1 grain à sec sur la langue C.⁵ toutes les deux heures. — Bains S,⁵ «—» C.⁵.

INSOMNIE — S. 2ᵐᵉ dil. El. R. en compr. la nuit. — El. R. «—» J. aux six grands points et à tous les nerfs de la tête,—F.² aux hyp. ; F,¹ 3ᵐᵉ dil., 12 petites cuillerées, une toutes les cinq minutes en commençant une heure avant de se coucher ; bains avec S⁵ «—» C⁵, c'est-à-dire le S.⁵ pendant la première semaine, et le C.⁵ pendant la 2ᵐᵉ semaine et recommencer ; 10 grains S. «—» A.³ dans le vin du repas ; un grain à sec sur la langue C.⁵ toutes les heures jusqu'à effet ; 10 grains S. «—» A.³ dans le vin du repas.

IVRESSE — Se guérit par S. à fortes doses ; on relève même d'une apoplexie au début ; il ne faut pas craindre ce remède régénérateur. L'auteur de ces lignes en a pris jusqu'à 100 grains dans la journée. Il ne faut pas s'en tenir à la première dose, quoiqu'en général elle ait toujours réussi, et on fera bien, suivant la gravité des cas, de donner 10, 15, 20, 30 grains toutes les cinq minutes, jusqu'à ce que le malade soit revenu ; après il sera bon de continuer S., 1ʳᵉ dil. pendant un mois ou deux.

LAIT — Quand une femme voit son lait diminuer ou disparaître ; C.¹, 2ᵐᵉ dil. qui, avec des compr. d'El. B. sur les seins le lui rendront ; on ajoutera six fois par jour El. R. «—» J. aux six grands points, dix secondes sur chacun, le double sur le symp. occip. et plex. sol.

LANGUE (pour toutes les inflammations de la) — S. 1ʳᵉ ou 2ᵐᵉ dil. et en garg.

MAL DE MER — S. à fortes doses, ou 2ᵐᵉ dil.

MASTURBATION — S.¹ 2ᵐᵉ dil. à prendre pendant trois mois, finit par enlever cette funeste faiblesse des sens ; on fera bien de faire prendre aux sujets

Ver., 4 grains à sec sur la langue, par jour, un toutes les trois heures, car on a vu souvent que les vers étaient la cause de cette surexcitation fâcheuse des sens. — Bains S.⁵ El. R. «—» J. aux six grands points.

MATRICE (maladies de la) — Fréquentes chez la femme. Elles réclament les conseils de l'expérience ; nous donnerons cependant pour celles qui ne sont pas gravement atteintes, le moyen de se soulager quelquefois instantanément : qu'elles prennent à la moindre douleur de cet organe 1 grain à sec sur la langue de C.¹ ou C.¹, 2ᵐᵉ dil. ; le S.¹ a aussi produit des guérisons instantanées.

NERFS-NÉVROSE (système nerveux affaibli) — Cette terrible maladie a besoin d'un long traitement et de doses tellement basses qu'il paraît impossible au premier moment qu'elles puissent même procurer un peu de soulagement, mais l'auteur de ces lignes peut certifier qu'une dame abandonnée de toute la médecine n'a pu supporter au début qu'une dilution excessivement basse, et qu'aujourd'hui, après un an de traitement elle est guérie.

NEZ (saignements du) — Leur cause, surtout chez les enfants étant souvent une faiblesse de l'estomac, le S. employé après le saignement arrêté, en détruit la cause, après quelque temps. — A à doses diminuées si les hémorrhagies persistent. Il est bon d'y joindre des compr. d'une saturation d'A, soit 10 ou 20 grains dans un verre sur le front, au nez et à la nuque, puis des compr. d'El. A sur les carotides. En cas de persistance, des aspirations de la même dose ont un effet certain.

OREILLES (maux d') — S., 2ᵐᵉ dil. intus., 20 grains dans un verre que l'on fera dissoudre dans quelques gouttes d'eau et que l'on mêlera à 4 cuillerées d'huile ; le tout appliqué sur un tampon de coton cardé introduit dans l'oreille. El. R. «—» J. derrière et sous l'oreille, en faisant ouvrir la bouche. Si le sujet est sanguin, on alterne en dil. A. avec S. ; cinq grains S. «—» A.³ dans le vin du repas.

PALES COULEURS (chlorose, anémie) — A. «—» C. à la 2ᵐᵉ dil. — 1 grain à sec toutes les demi-heures de C.⁵ sur la langue ; — compr. sur le cœur de A.² ; — bains du même A.², 75 grains ; — 10 grains A. «—» C. dans le vin du repas.

PANARIS — Intus et extra A. ; El. B. en compr.

PARALYSIE — 10, 15 ou 20 grains à sec sur la langue de S, font revenir le malade immédiatement. Après il faut donner S. 1ʳᵉ dil. ; El. R. «—» J. à l'occip. symp. plex. sol. — onctions C.⁵ à toute la tête.

POUMONS (affections des) — S. 2ᵐᵉ dil. «—» C.⁵, 2ᵐᵒ dil. «—» A.³, 2ᵐᵉ dil. Lorsque la toux est tuberculeuse : P.¹, 2ᵐᵉ dil., «—» C.⁵. 2ᵐᵉ dil. «—» S.², 2ᵐᵉ dil. à boire souvent. Onct. et compr. à la poitrine de C.⁵ «—» S. ; bains de C.⁵ «—» S. «—» El. B. ; El. R. «—» J. à l'occip. symp. plex. sol. et onct. de C.⁴ à la poitrine. Lorsqu'il y a crachements de sang, on ajoute : A. 2ᵐᵉ dil. «—» A.², 2ᵐᵉ dil., et on remplace les compr. et onct. par A.² au cœur et à la poitrine. On fera bien de donner Ver., 2ᵐᵉ dil., plus 1 grain le matin et 1 le soir à sec sur la langue. Du reste cette maladie étant très grave, on fera bien d'avoir recours à une direction expérimentée.

PROSTRATION — El. R. au creux de l'estomac et au plex. sol. rétablit les forces. Si elle persiste on appliquera l'Electr. à tous les nerfs· de la tête et le long de l'épine dorsale ; S. 2ᵐᵉ dil. et 1 grain à sec sur la langue de C.⁵ toutes les heures ; 10 grains S.¹ «—» S.⁵ dans le vin du repas.

PRURIT — S. 2ᵐᵉ dil intus. et 20 grains dans un verre d'eau pour onct.

RACHITISME — S., 2me dil. intus. — El. R. «—» J. aux six grands points et sur les articulations les plus affectées. Recours à une direction expérimentée.

REFROIDISSEMENT — S'il y a fièvre on commence par F. 3me dil. et on continue, quand elle est passée, par S. pendant un mois ; El. R. «—» J. aux six grands points ; 1 grain à sec sur la langue de C.^5 toutes les demi-heures, 10 grains S. dans le vin du repas.

RÈGLES IRRÉGULIÈRES — A. 3me dil. à boire peu et très souvent ; 1 grain à sec sur la langue de A., le soir, arrête la perte de sang. On fera bien aussi d'avoir recours à une direction expérimentée.

REINS (maux de) — S. 2me dil. El. R. «—» J, aux reins et aux nerfs sacrés.

RHUMES (de cerveau et de poitrine) — Les personnes qui ont une disposition à s'enrhumer feront bien d'écouter les conseils du Comte Mattei : « La dis-« position à s'enrhumer disparait par l'emploi pro-« longé de l'antiscrofoloso. » Au début d'un rhume de cerveau on prendra 3 ou 4 grains à sec sur la langue de S avec l'El. R. en compr. à la racine du nez ; et si on a négligé de se soigner au début, il faudra prendre S., à la 2me dil.

SCIATIQUE — El. R. «—» J. aux nerfs sacrés, aux trois points où le nerf affleure la peau (voir la figure) et S. 2me dil. «—» C.^1, 2me dil. à boire souvent. Onct. au C.^5. Pour les sanguins il faut employer les A.^1 et A.^2 et compr. sur le cœur avec 20 grains de A.^2 Si le cas est chronique, on fera bien de consulter une direction expérimentée.

SPERMATORRHÉE (perte de sperme involontaire) — S., 2me dil. ; bains de C.^5 «—» S.^5 ; El. R. «—» J. au périnée et au nerf sacré ; compr. de F.^2 aux hypoc.

STÉRILITÉ — C. 3me dil. ; bains C.^5.

SYPHILIS — Ven. 2ᵐᵉ dil. ; compr. Ven. 20 grains par verre sur la partie malade ; injections du même. — Bains du même «—» S⁵ et C.⁵ ; El. R. «—» J. aux six grands points. Dans les cas graves avoir recours à une direction expérimentée.

TÊTE — Pour agir sur les maux de tête, névralgies de toutes sortes, commencer par faire des compr. d'El. B. par toute la tête ; El. R. «—» J. à tous les points de la tête (voir gravure). S'il y a congestion : El. A. aux points indiqués et ajouter compr. d'A.² à la tête et au cou ; onct. aux hyp. de F.² compr. sur le cœur d'A². Pour la femme il faudra ajouter C., 2ᵐᵉ dil. et onct. à la tête de C.⁵ ; 1 grain à sec sur la langue de C.⁵ toutes les heures, frictions à la plante des pieds d'El. B. Quand on sera remis de la première secousse, on prendra S. 2ᵐᵉ dil. pendant quelques temps pour les sujets lymphatiques, et A, 2ᵐᵉ ou 3ᵐᵉ dil pour les sanguins. Après quinze jours de cette médication intérieure, on prendra des bains, les lymphatiques, avec S.¹ «—» S.⁵ «—» C.⁵, les sanguins avec A.² «—» A.³, les femmes avec C.⁵ ; si le cas est grave, on fera bien de consulter une direction expérimentée.

TUMEUR — En général S. 2ᵐᵉ dil. Si elle est cancéreuse, C. 2ᵐᵉ dil. ; si elle est syphylitique Ven. intus et extra ; si le cas est grave, avoir recours à une direction expérimentée.

URINE — Si on éprouve de la difficulté à uriner, S.¹, 2ᵐᵉ dil. pour les lymphatiques, A. 1, 2ᵐᵉ ou 3ᵐᵉ dil. pour les sanguins. El. A. pour ceux-ci, et pour les lymphatiques El. R. «—» J. aux six grands points, aux nerfs sacrés et le long de l'épine dorsale ; ne pas oublier que dans toutes les maladies graves on doit faire des frictions aux hyp. de F.². Recourir à une direction expérimentée.

VARICES — En général A.¹ 2ᵐᵉ ou 3ᵐᵉ dil. compr. A.² bains et onct. C.⁵ au besoin compr. El. A.

VERS — Ver. 2ᵐᵉ dil. ou un grain à sec sur la langue matin et soir. Quant au ténia spécialement, M. Mattei dit qu'après avoir donné une décoction de séné la veille, puis le Ver. le lendemain pendant quelques jours : « il l'a vu expulser d'une seule pièce ou par « fragments, et que dans d'autres cas, il a vu gué- « rir le malade sans aucune expulsion. » En tous cas l'action de ce traitement se manifeste après quelques jours dont on ne peut pas fixer le nombre mais il faut toujour prolonger le traitement jusqu'à disparition complète des symptômes, et on ajoutera des frictions par tout l'abdomen avec Ver.

VERTIGE — A. à doses faibles.

YEUX — Les nombreuses maladies des yeux réclament une direction expérimentée. N'employer aucun caustique. El. R. El. A., El. B., à l'occip. aux symp. aux sus et sous-orbiteux. Traiter les deux yeux, alors même qu'un seul serait affecté, car, dans le principe, ils ne sont qu'un seul et même organe. Traitez d'après la constitution du sujet. Pour baigner l'œil, on emploie un petit godet, rempli du liquide usagé (deux ou trois graines par godet) et recouvrant exactement le globe. Ouvrir l'œil un moment pour que le bain *atteigne* la pupille.

On fera bien, dans toutes les maladies chroniques de mettre des grains dans le vin du repas, suivant ceux employés à l'intérieur en potions.

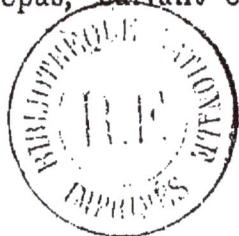

Marseille. — Impr. L. SAUVION, rue de la Paix, 11

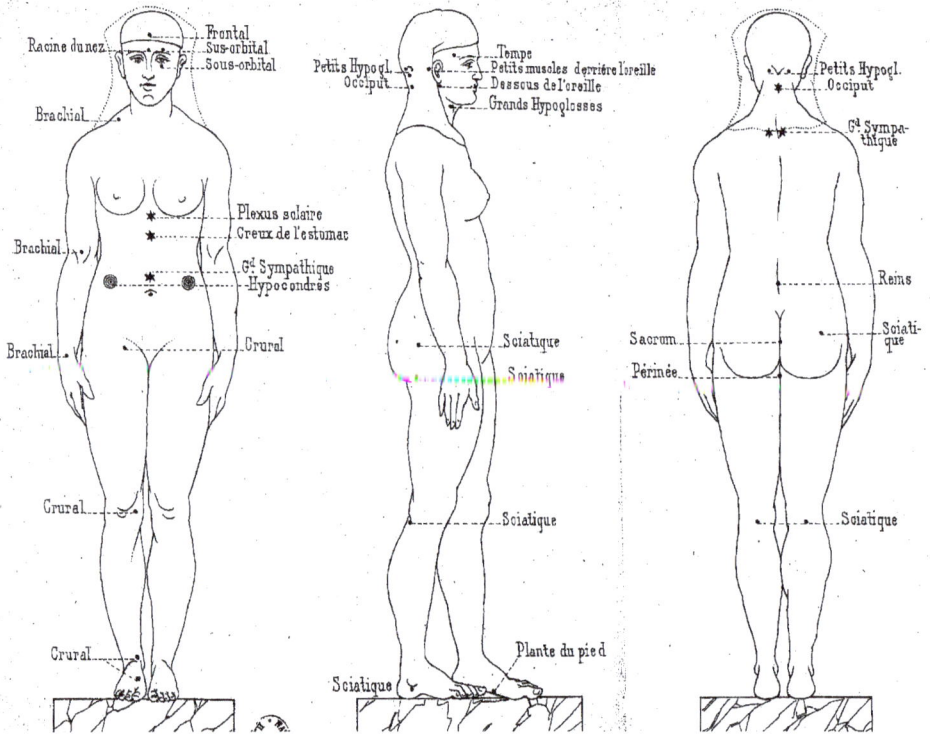

Front view (left figure):

Racine du nez — Frontal / Sus-orbital / Sous-orbital

Brachial

Brachial — Plexus solaire / Creux de l'estomac

Brachial — G.d Sympathique / Hypocondres

Brachial — Crural

Crural

Crural

Side view (middle figure):

Petits Hypogl. / Occiput — Tempe / Petits muscles derrière l'oreille / Dessous de l'oreille / Grands Hypoglosses

Sciatique

Sciatique

Sciatique

Sciatique — Plante du pied

Back view (right figure):

Petits Hypogl. / Occiput

G.d Sympathique

Reins

Sacrum — Sciatique

Périnée

Sciatique

www.ingramcontent.com/pod-product-compliance
Lightning Source LLC
Chambersburg PA
CBHW070823210326
41520CB00011B/2077